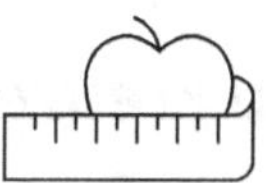

Meine Körpermaße

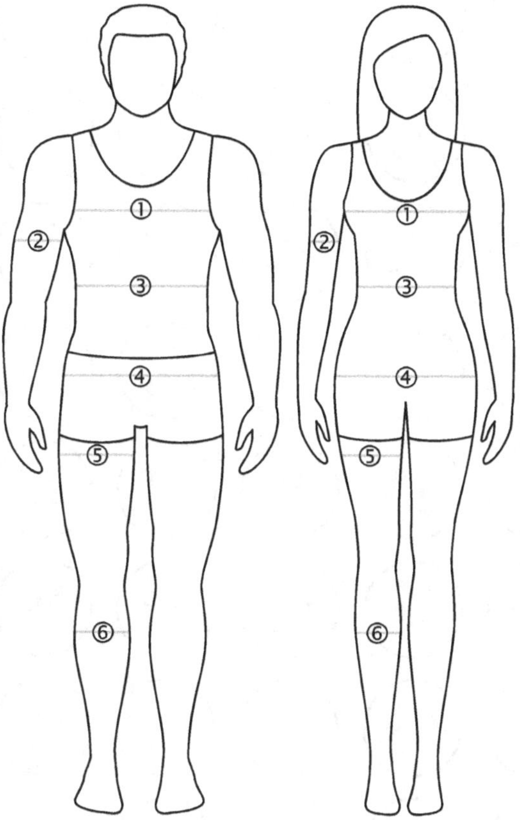

① Brus

② Arm

③ Taille

④ Hüfte

⑤ Oberschenkel

⑥ Waden

Mein aktuelles Gewicht

Body-Mass-Index

Meine Ziele:

Feiere deine Fortschritte und kreuze jeden geschafften Tag an!

Woche 1	1	2	3	4	5	6	7
Woche 2	8	9	10	11	12	13	14
Woche 3	15	16	17	18	19	20	21
Woche 4	22	23	24	25	26	27	28
Woche 5	29	30	31	32	33	34	35
Woche 6	36	37	38	39	40	41	42
Woche 7	43	44	45	46	47	48	49
Woche 8	50	51	52	53	54	55	56
Woche 9	57	58	59	60	61	62	63
Woche 10	64	65	66	67	68	69	70
Woche 11	71	72	73	74	75	76	77
Woche 12	78	79	80	81	82	83	84
Woche 13	85	86	87	88	89	90	

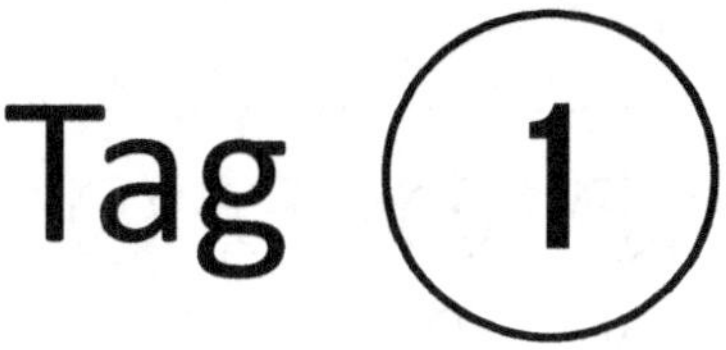

Datum: ....

Stimmung:    

○ ○ ○ ○

Frühstück: | **Mittagessen:** | **Abendessen:**

Snacks:

Gesamtkalorien: | **Gewicht** | **Schlafdauer** | **Wasser**

Sportliche Aktivitäten:

Zusätzliche Notizen:

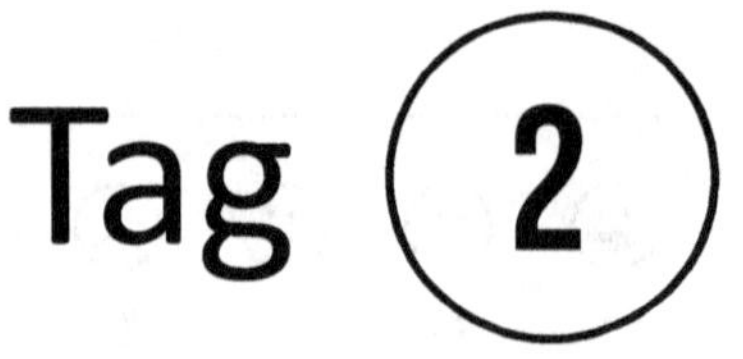

Datum: ....

Stimmung:    

○ ○ ○ ○

Frühstück:	Mittagessen:	Abendessen:
....	....	....
....	....	....
....	....	....
....	....	....
....	....	....
Snacks:	....	....
....	....	....
....	....	....
....	....	....
....	....	....
....	....	....

Gesamtkalorien:	Gewicht	Schlafdauer	Wasser
....	....	....	....

Sportliche Aktivitäten:

....

....

....

....

....

....

....

Zusätzliche Notizen:

....

....

....

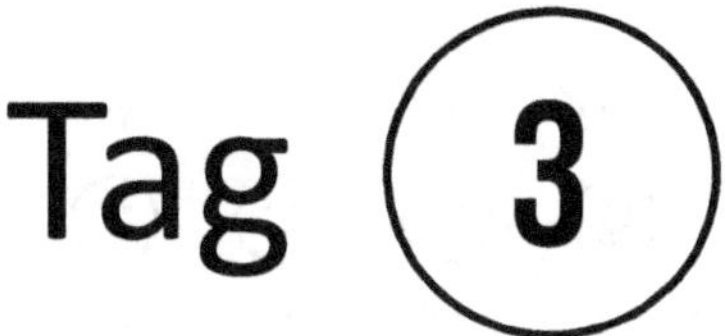

Datum: ....

Stimmung:    

○ ○ ○ ○

Frühstück:	**Mittagessen:**	**Abendessen:**
....	....	....
....	....	....
....	....	....
....	....	....
....	....	....
Snacks:	....	....
....	....	....
....	....	....
....	....	....
....	....	....
....	....	....

Gesamtkalorien:	**Gewicht**	**Schlafdauer**	**Wasser**
....	....	....	....

Sportliche Aktivitäten:

....

....

....

....

....

....

....

Zusätzliche Notizen:

....

....

....

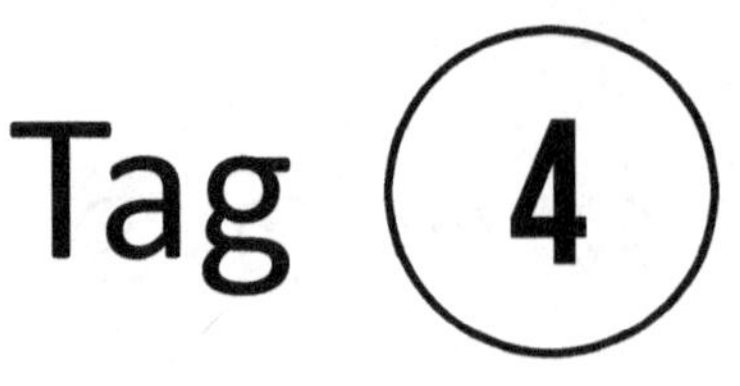

Datum: ....

Stimmung:    

○ ○ ○ ○

Frühstück:

....

....

....

....

....

Snacks:

....

....

....

....

....

Mittagessen:

....

....

....

....

....

....

....

....

....

....

....

Abendessen:

....

....

....

....

....

....

....

....

....

....

....

Gesamtkalorien:	Gewicht	Schlafdauer	Wasser
....	....	....	....

Sportliche Aktivitäten:

....

....

....

....

....

....

....

Zusätzliche Notizen:

....

....

....

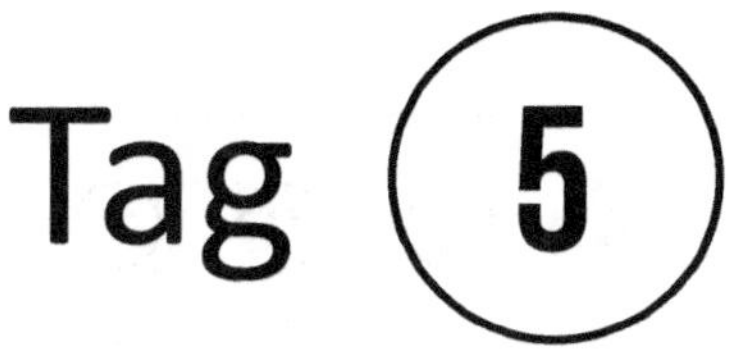

Datum: ....

Stimmung:    

○ ○ ○ ○

Frühstück:

Mittagessen:

Abendessen:

Snacks:

Gesamtkalorien: Gewicht Schlafdauer Wasser

Sportliche Aktivitäten:

Zusätzliche Notizen:

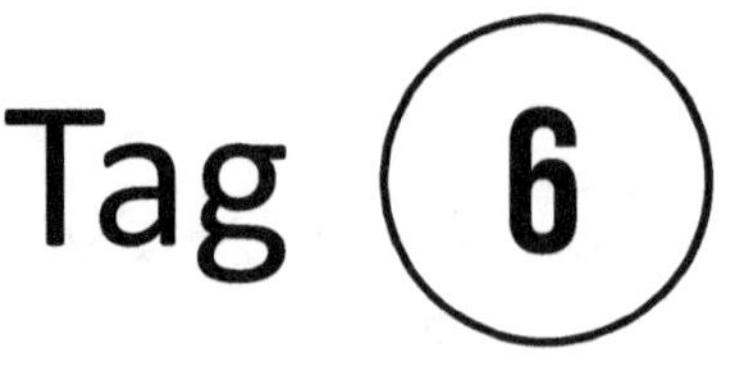

Datum: ....

Stimmung:

○ ○ ○ ○

Frühstück:	Mittagessen:	Abendessen:
....	....	....
....	....	....
....	....	....
....	....	....
....	....	....
Snacks:	....	....
....	....	....
....	....	....
....	....	....
....	....	....
....	....	....

Gesamtkalorien:	Gewicht	Schlafdauer	Wasser
....	....	....	....

Sportliche Aktivitäten:

....

....

....

....

....

....

....

Zusätzliche Notizen:

....

....

....

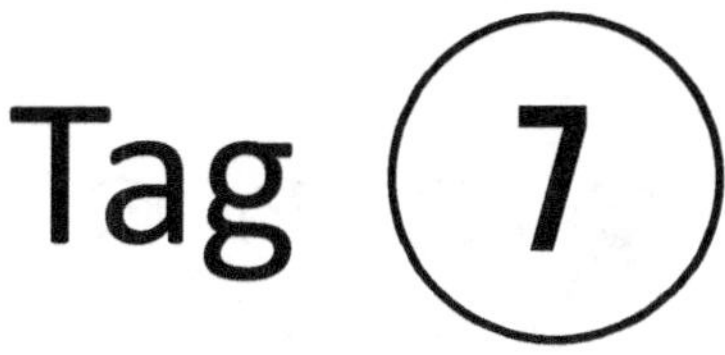

Datum: ....

Stimmung:    

Frühstück:

Mittagessen:

Abendessen:

Snacks:

Gesamtkalorien:

Gewicht

Schlafdauer

Wasser

Sportliche Aktivitäten:

Zusätzliche Notizen:

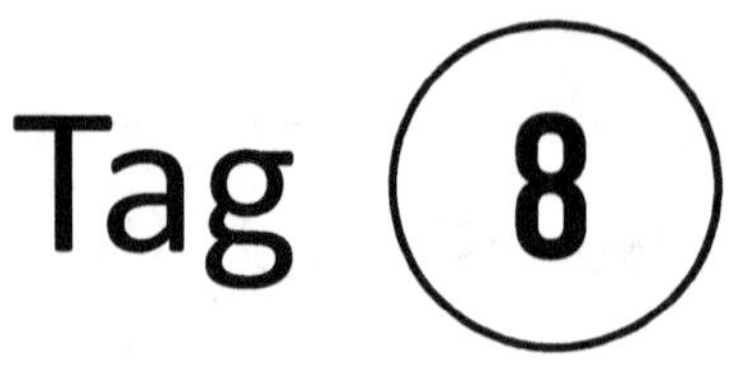

Datum: ....

Stimmung:    

Frühstück:

Mittagessen:

Abendessen:

Snacks:

Gesamtkalorien: | **Gewicht** | **Schlafdauer** | **Wasser**

Sportliche Aktivitäten:

Zusätzliche Notizen:

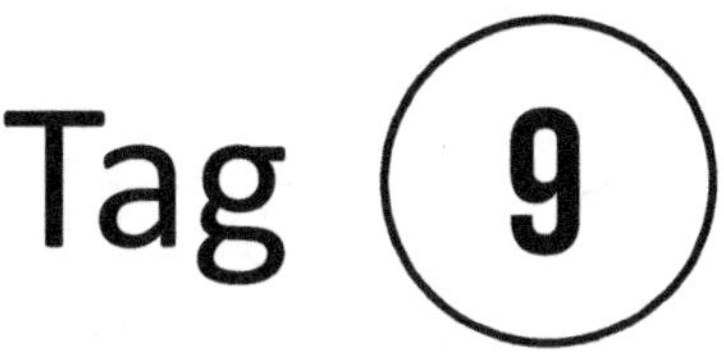

Datum: ....

Stimmung:

○ ○ ○ ○

Frühstück:

....

....

....

....

....

Snacks:

....

....

....

....

....

Mittagessen:

....

....

....

....

....

....

....

....

....

....

....

Abendessen:

....

....

....

....

....

....

....

....

....

....

....

Gesamtkalorien: ....

Gewicht ....

Schlafdauer ....

Wasser ....

Sportliche Aktivitäten:

....

....

....

....

....

....

....

Zusätzliche Notizen:

....

....

....

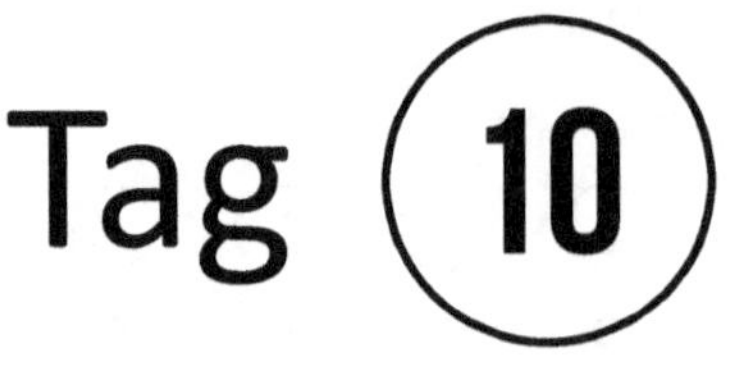

Datum:

Stimmung:

Frühstück:

Mittagessen:

Abendessen:

Snacks:

Gesamtkalorien:

Gewicht

Schlafdauer

Wasser

Sportliche Aktivitäten:

Zusätzliche Notizen:

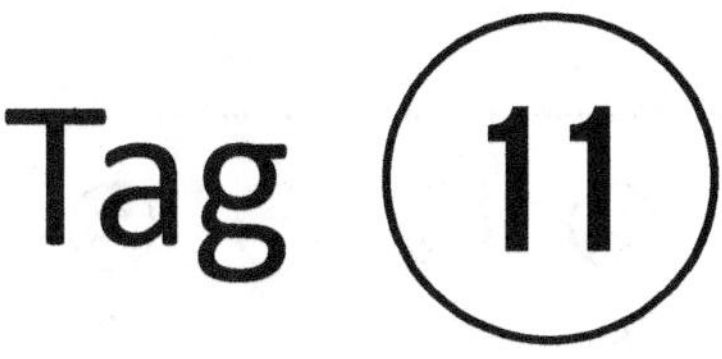

Tag 11

Datum: ....

Stimmung:

○ ○ ○ ○

Frühstück:	Mittagessen:	Abendessen:
....	....	....
....	....	....
....	....	....
....	....	....
....	....	....
Snacks:	....	....
....	....	....
....	....	....
....	....	....
....	....	....
....	....	....

Gesamtkalorien:	Gewicht	Schlafdauer	Wasser
....	....	....	....

Sportliche Aktivitäten:

....

....

....

....

....

....

....

Zusätzliche Notizen:

....

....

....

Tag 12

Datum: ....

Stimmung:

○ ○ ○ ○

Frühstück:

Mittagessen:

Abendessen:

Snacks:

Gesamtkalorien:

Gewicht

Schlafdauer

Wasser

Sportliche Aktivitäten:

Zusätzliche Notizen:

Tag 13

Datum: ....

Stimmung:    

○ ○ ○ ○

Frühstück:

Mittagessen:

Abendessen:

Snacks:

Gesamtkalorien:

Gewicht

Schlafdauer

Wasser

Sportliche Aktivitäten:

Zusätzliche Notizen:

Tag 14

Datum: ....

Stimmung:    

○ ○ ○ ○

Frühstück: **Mittagessen:** **Abendessen:**

Snacks:

Gesamtkalorien: **Gewicht** **Schlafdauer** **Wasser**

Sportliche Aktivitäten:

Zusätzliche Notizen:

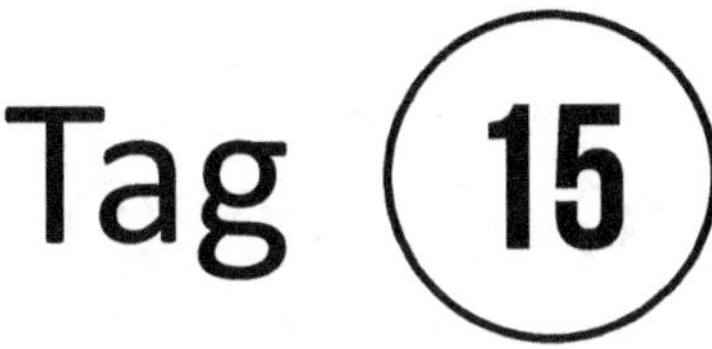

Datum: ....

Stimmung:

 ○  ○  ○  ○

Frühstück:

Mittagessen:

Abendessen:

Snacks:

Gesamtkalorien:

Gewicht

Schlafdauer

Wasser

Sportliche Aktivitäten:

Zusätzliche Notizen:

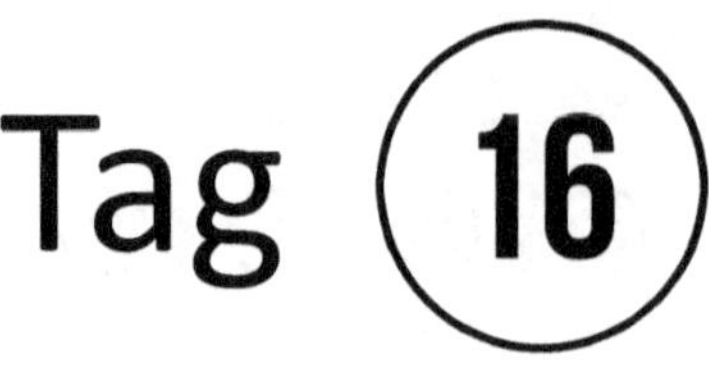

Datum: ....

Stimmung:

○ ○ ○ ○

Frühstück:	Mittagessen:	Abendessen:
....	....	....
....	....	....
....	....	....
....	....	....
....	....	....
Snacks:	....	....
....	....	....
....	....	....
....	....	....
....	....	....
....	....	....

Gesamtkalorien:	Gewicht	Schlafdauer	Wasser
....	....	....	....

Sportliche Aktivitäten:

....

....

....

....

....

....

....

Zusätzliche Notizen:

....

....

....

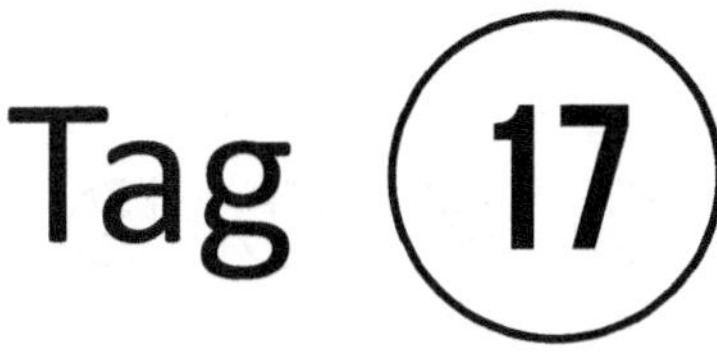

Datum: ....

Stimmung:   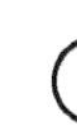  

○ ○ ○ ○

Frühstück:

Mittagessen:

Abendessen:

Snacks:

Gesamtkalorien:

Gewicht

Schlafdauer

Wasser

Sportliche Aktivitäten:

Zusätzliche Notizen:

Tag 18

Datum: ....

Stimmung:  ○  ○  ○  ○

Frühstück: ....

Mittagessen: ....

Abendessen: ....

Snacks: ....

Gesamtkalorien: ....

Gewicht ....

Schlafdauer ....

Wasser ....

Sportliche Aktivitäten:

....

Zusätzliche Notizen:

....

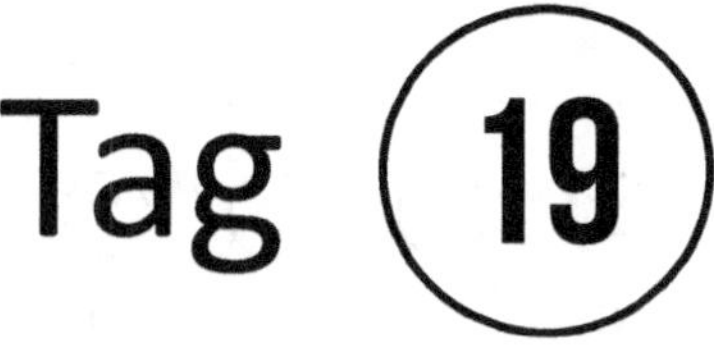

Datum: ....

Stimmung:    

○ ○ ○ ○

Frühstück: **Mittagessen:** **Abendessen:**

Snacks:

Gesamtkalorien: **Gewicht** **Schlafdauer** **Wasser**

Sportliche Aktivitäten:

Zusätzliche Notizen:

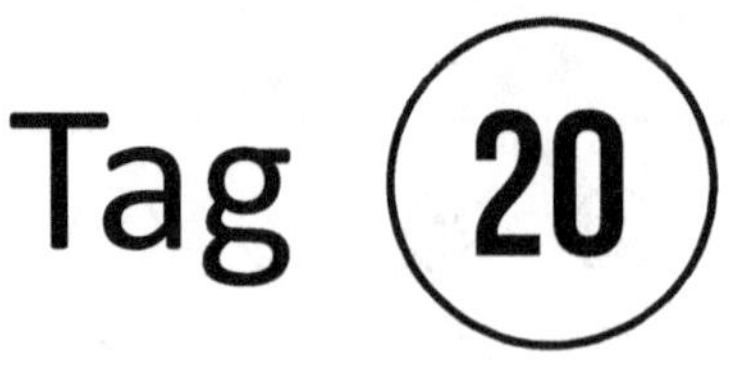

Datum: ....

Stimmung:

Frühstück: | Mittagessen: | Abendessen:

Snacks:

Gesamtkalorien: | Gewicht | Schlafdauer | Wasser

Sportliche Aktivitäten:

Zusätzliche Notizen:

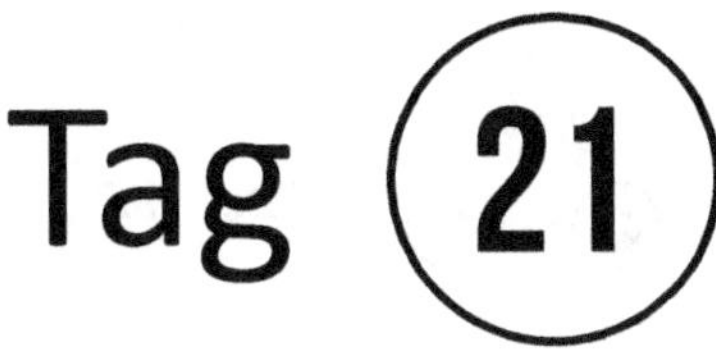

Datum: ....

Stimmung:    

Frühstück:

Mittagessen:

Abendessen:

Snacks:

Gesamtkalorien:

Gewicht

Schlafdauer

Wasser

Sportliche Aktivitäten:

Zusätzliche Notizen:

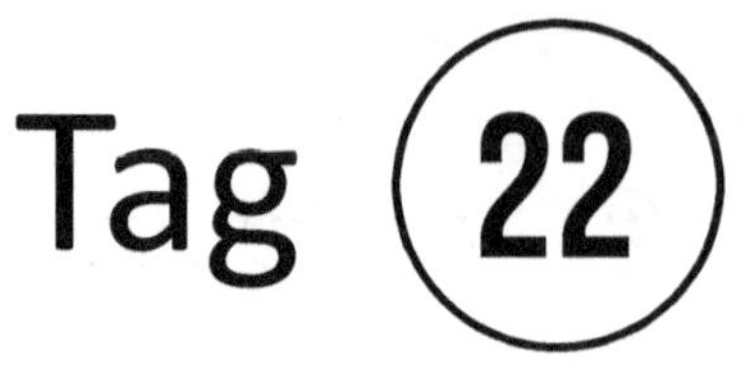

Datum: ....

Stimmung:    

○ ○ ○ ○

Frühstück: Mittagessen: Abendessen:

Snacks:

Gesamtkalorien: Gewicht Schlafdauer Wasser

Sportliche Aktivitäten:

Zusätzliche Notizen:

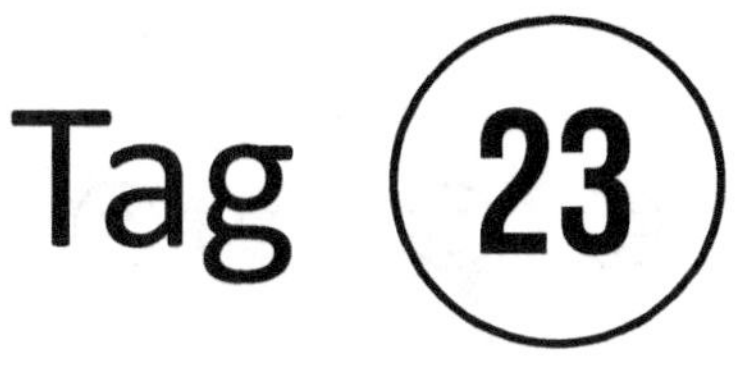

Datum: ....

Stimmung:    

○ ○ ○ ○

Frühstück: | **Mittagessen:** | **Abendessen:**

Snacks:

Gesamtkalorien: **Gewicht** **Schlafdauer** **Wasser**

Sportliche Aktivitäten:

Zusätzliche Notizen:

Tag 24

Datum: ....

Stimmung:    

○ ○ ○ ○

Frühstück: **Mittagessen:** **Abendessen:**

Snacks:

Gesamtkalorien: **Gewicht** **Schlafdauer** **Wasser**

Sportliche Aktivitäten:

Zusätzliche Notizen:

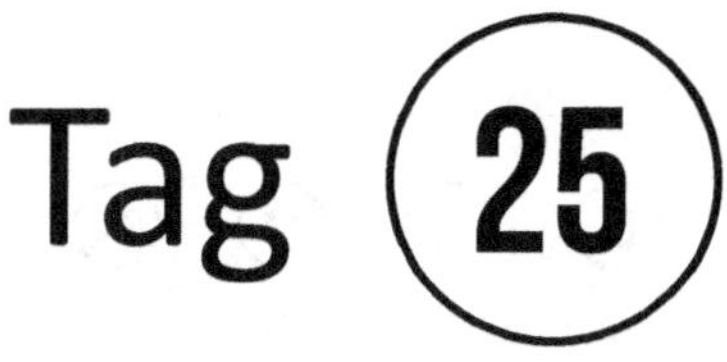

Datum: ....

Stimmung:    

○ ○ ○ ○

Frühstück: | **Mittagessen:** | **Abendessen:**

....

Snacks:

....

Gesamtkalorien: | **Gewicht** | **Schlafdauer** | **Wasser**

....

Sportliche Aktivitäten:

....

Zusätzliche Notizen:

....

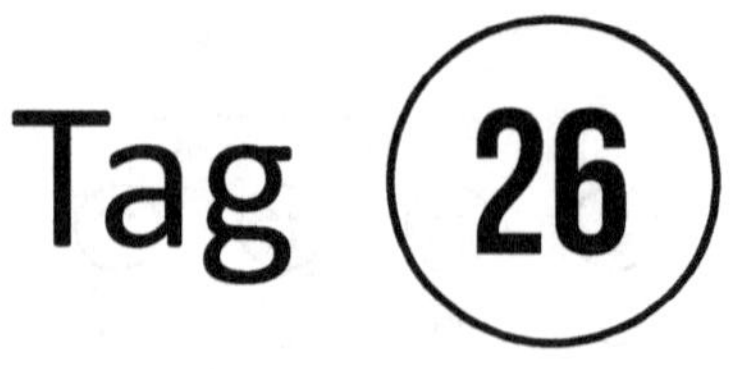

Datum: ....

Stimmung:

○ ○ ○ ○

Frühstück:

Snacks:

Mittagessen:

Abendessen:

Gesamtkalorien:

Gewicht

Schlafdauer

Wasser

Sportliche Aktivitäten:

Zusätzliche Notizen:

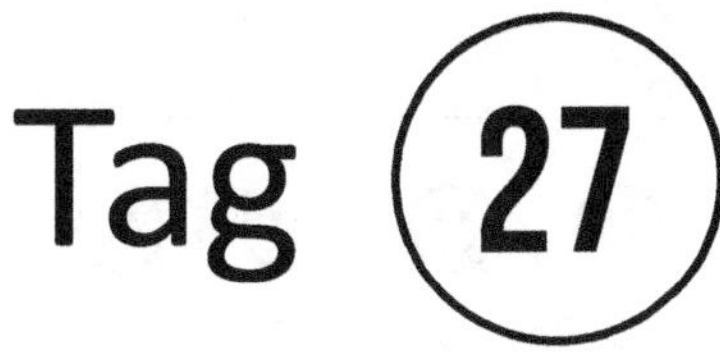

Datum: ....

Stimmung:    

○ ○ ○ ○

Frühstück:	**Mittagessen:**	**Abendessen:**

Snacks:

Gesamtkalorien: ....

Gewicht ....

Schlafdauer ....

Wasser ....

Sportliche Aktivitäten:

Zusätzliche Notizen:

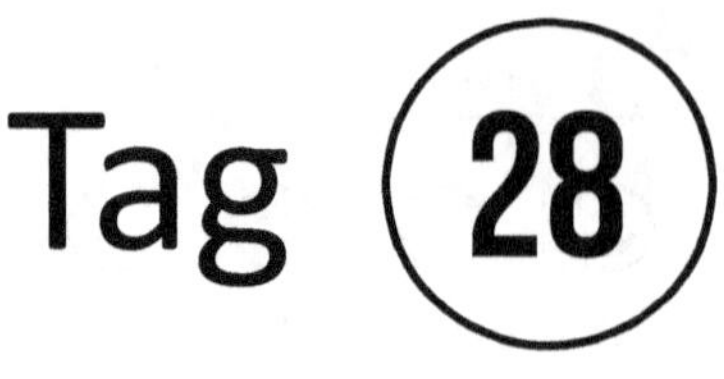

Datum:

Stimmung:    

Frühstück:

Mittagessen:

Abendessen:

Snacks:

Gesamtkalorien:

Gewicht

Schlafdauer

Wasser

Sportliche Aktivitäten:

Zusätzliche Notizen:

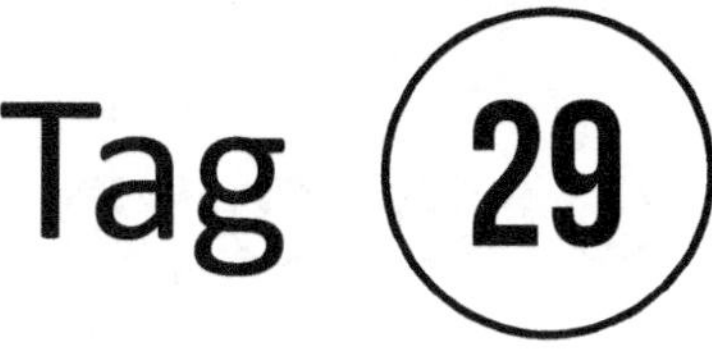

Datum: ....

Stimmung:    

○ ○ ○ ○

Frühstück: **Mittagessen:** **Abendessen:**

Snacks:

Gesamtkalorien: **Gewicht** **Schlafdauer** **Wasser**

Sportliche Aktivitäten:

Zusätzliche Notizen:

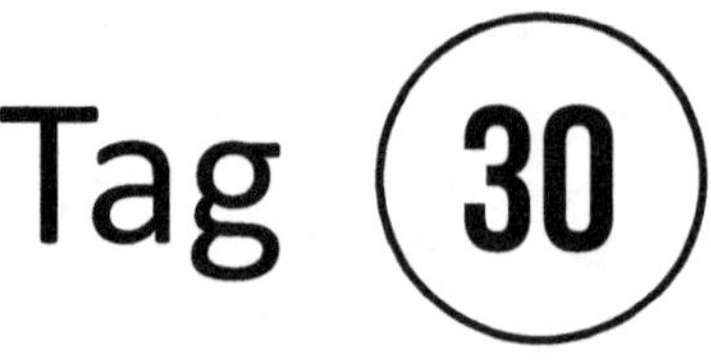

Tag 30

Datum: ....

Stimmung:

○ ○ ○ ○

Frühstück:

....

....

....

....

....

Snacks:

....

....

....

....

....

Mittagessen:

....

....

....

....

....

....

....

....

....

....

....

Abendessen:

....

....

....

....

....

....

....

....

....

....

....

Gesamtkalorien: ....

Gewicht ....

Schlafdauer ....

Wasser ....

Sportliche Aktivitäten:

....

....

....

....

....

....

....

Zusätzliche Notizen:

....

....

....

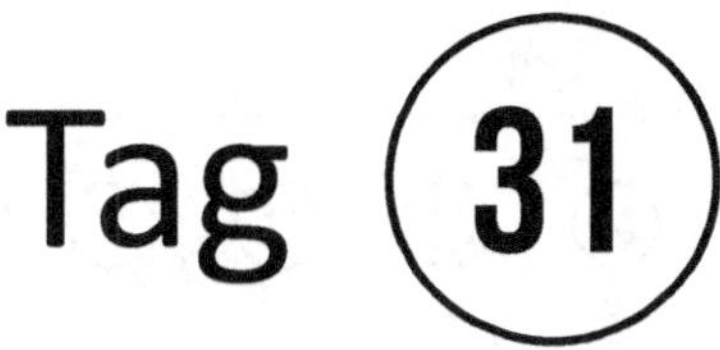

Datum: ....

Stimmung:    

○ ○ ○ ○

Frühstück:

Snacks:

Mittagessen:

Abendessen:

Gesamtkalorien: ....

Gewicht ....

Schlafdauer ....

Wasser ....

Sportliche Aktivitäten:

Zusätzliche Notizen:

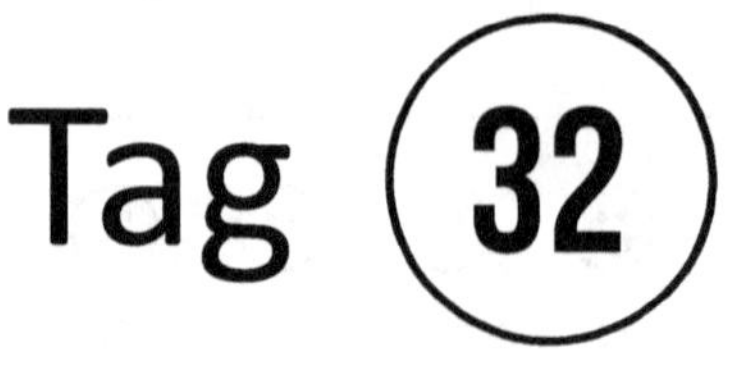

Datum: ....

Stimmung:    

○ ○ ○ ○

Frühstück: ....

Mittagessen: ....

Abendessen: ....

Snacks: ....

Gesamtkalorien: ....

Gewicht ....

Schlafdauer ....

Wasser ....

Sportliche Aktivitäten:

....

Zusätzliche Notizen:

....

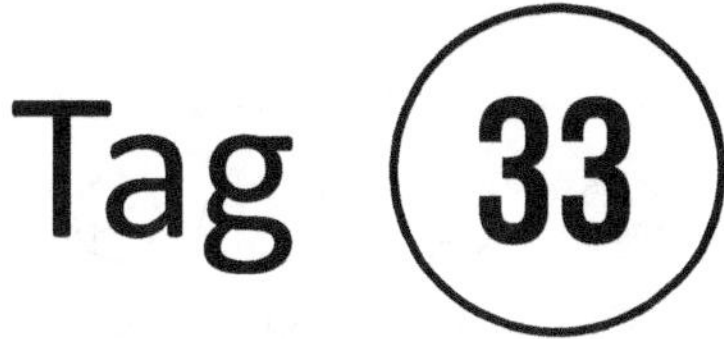

Tag 33

Datum: ....

Stimmung:    

o o o o

Frühstück:

....

....

....

....

....

Snacks:

....

....

....

....

....

Mittagessen:

....

....

....

....

....

....

....

....

....

....

....

Abendessen:

....

....

....

....

....

....

....

....

....

....

....

Gesamtkalorien: ....

Gewicht ....

Schlafdauer ....

Wasser ....

Sportliche Aktivitäten:

....

....

....

....

....

....

....

Zusätzliche Notizen:

....

....

....

Tag 34

Datum: ....

Stimmung:    

○ ○ ○ ○

Frühstück: ....

Mittagessen: ....

Abendessen: ....

Snacks: ....

Gesamtkalorien: ....

Gewicht ....

Schlafdauer ....

Wasser ....

Sportliche Aktivitäten:

....

Zusätzliche Notizen:

....

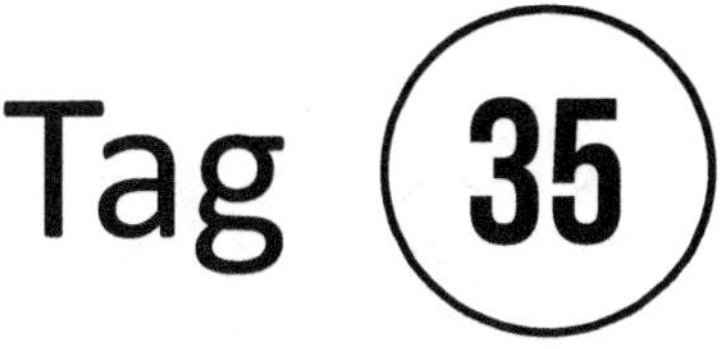

Datum: ....

Stimmung:  ○  ○  ○  ○

Frühstück: **Mittagessen:** **Abendessen:**

Snacks:

Gesamtkalorien: **Gewicht** **Schlafdauer** **Wasser**

Sportliche Aktivitäten:

Zusätzliche Notizen:

Tag 36

Datum: ....

Stimmung:

 ○  ○  ○  ○

Frühstück:

....

....

....

....

....

Snacks:

....

....

....

....

....

Mittagessen:

....

....

....

....

....

....

....

....

....

....

....

Abendessen:

....

....

....

....

....

....

....

....

....

....

....

Gesamtkalorien: ....

Gewicht ....

Schlafdauer ....

Wasser ....

Sportliche Aktivitäten:

....

....

....

....

....

....

....

Zusätzliche Notizen:

....

....

....

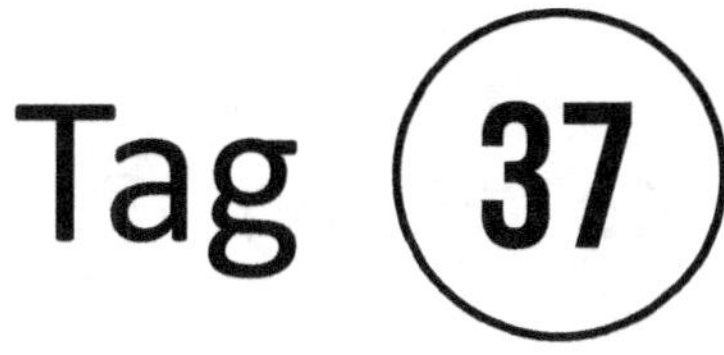

Datum: ....

Stimmung:    

○ ○ ○ ○

Frühstück:

Mittagessen:

Abendessen:

Snacks:

Gesamtkalorien:

Gewicht

Schlafdauer

Wasser

Sportliche Aktivitäten:

Zusätzliche Notizen:

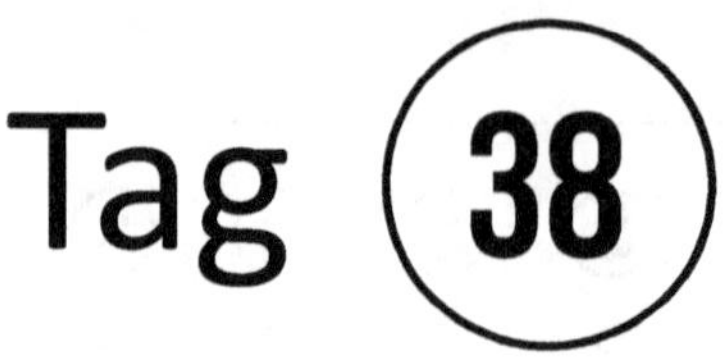

Datum: ....

Stimmung:

Frühstück:

Mittagessen:

Abendessen:

Snacks:

Gesamtkalorien:

Gewicht

Schlafdauer

Wasser

Sportliche Aktivitäten:

Zusätzliche Notizen:

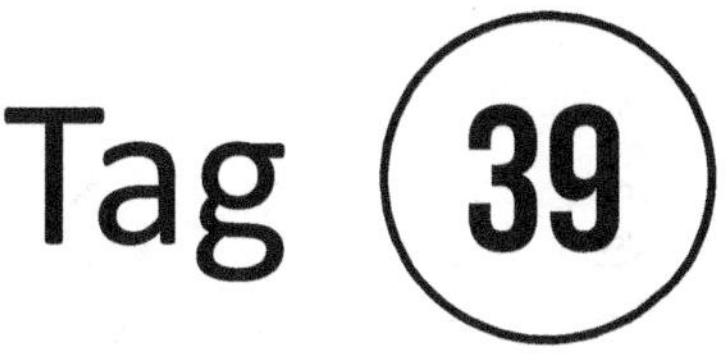

Datum:

Stimmung:

Frühstück:

Mittagessen:

Abendessen:

Snacks:

Gesamtkalorien:

Gewicht

Schlafdauer

Wasser

Sportliche Aktivitäten:

Zusätzliche Notizen:

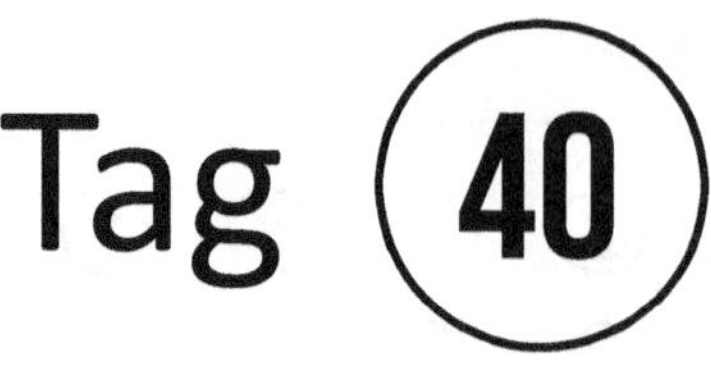

Datum: ....

Stimmung:

Frühstück:	Mittagessen:	Abendessen:
....	....	....
....	....	....
....	....	....
....	....	....
....	....	....
Snacks:	....	....
....	....	....
....	....	....
....	....	....
....	....	....
....	....	....

Gesamtkalorien:	Gewicht	Schlafdauer	Wasser
....	....	....	....

Sportliche Aktivitäten:

....

....

....

....

....

....

....

Zusätzliche Notizen:

....

....

....

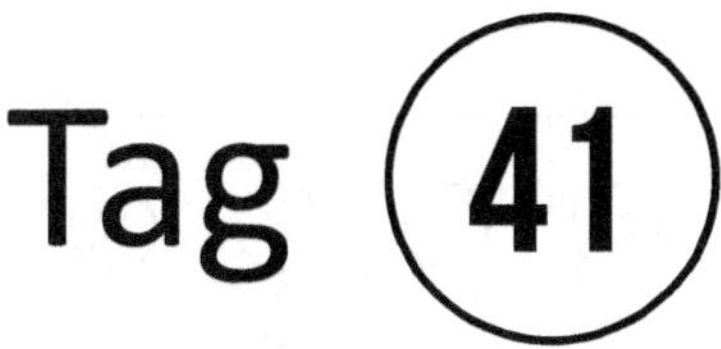

Datum: ....

Stimmung:

Frühstück:

Mittagessen:

Abendessen:

Snacks:

Gesamtkalorien:

Gewicht

Schlafdauer

Wasser

Sportliche Aktivitäten:

Zusätzliche Notizen:

Tag 42

Datum: ....

Stimmung:    

○ ○ ○ ○

Frühstück: **Mittagessen:** **Abendessen:**

Snacks:

Gesamtkalorien: **Gewicht** **Schlafdauer** **Wasser**

Sportliche Aktivitäten:

Zusätzliche Notizen:

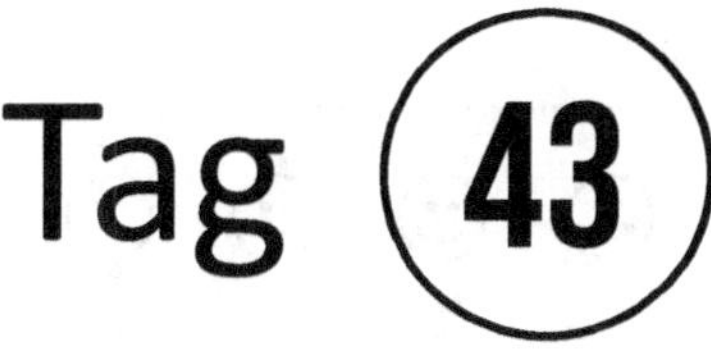

Datum: ....

Stimmung:

○ ○ ○ ○

Frühstück:	Mittagessen:	Abendessen:

Snacks:

Gesamtkalorien: | Gewicht | Schlafdauer | Wasser

Sportliche Aktivitäten:

Zusätzliche Notizen:

Tag 44

Datum: ....

Stimmung:    

○ ○ ○ ○

Frühstück:

Mittagessen:

Abendessen:

Snacks:

Gesamtkalorien:

Gewicht

Schlafdauer

Wasser

Sportliche Aktivitäten:

Zusätzliche Notizen:

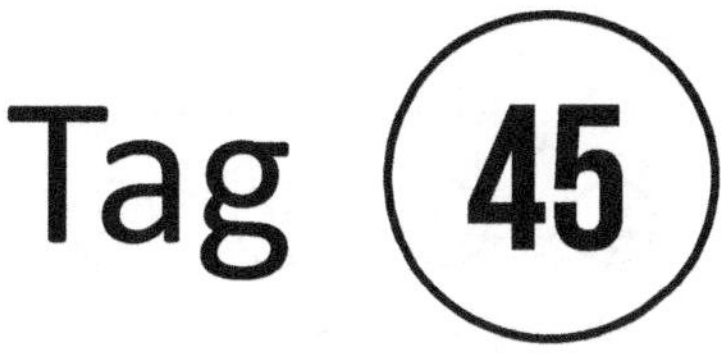

Datum: ....

Stimmung:    

○ ○ ○ ○

Frühstück:

....
....
....
....
....

Snacks:

....
....
....
....
....

Mittagessen:

....
....
....
....
....
....
....
....
....
....
....

Abendessen:

....
....
....
....
....
....
....
....
....
....
....

Gesamtkalorien: ....

Gewicht ....

Schlafdauer ....

Wasser ....

Sportliche Aktivitäten:

....
....
....
....
....
....
....

Zusätzliche Notizen:

....
....
....

Tag 46

Datum: ....

Stimmung:    

○ ○ ○ ○

Frühstück: **Mittagessen:** **Abendessen:**

Snacks:

Gesamtkalorien: **Gewicht** **Schlafdauer** **Wasser**

Sportliche Aktivitäten:

Zusätzliche Notizen:

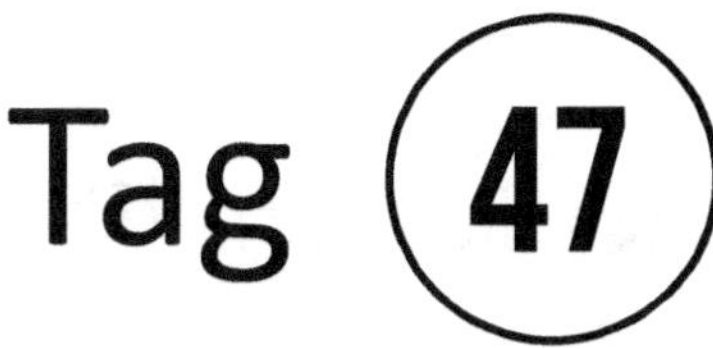

Datum: ....

Stimmung:    

○ ○ ○ ○

Frühstück:

Mittagessen:

Abendessen:

Snacks:

Gesamtkalorien:

Gewicht

Schlafdauer

Wasser

Sportliche Aktivitäten:

Zusätzliche Notizen:

Tag 48

Datum: ....

Stimmung:    

○ ○ ○ ○

Frühstück: **Mittagessen:** **Abendessen:**

Snacks:

Gesamtkalorien: **Gewicht** **Schlafdauer** **Wasser**

Sportliche Aktivitäten:

Zusätzliche Notizen:

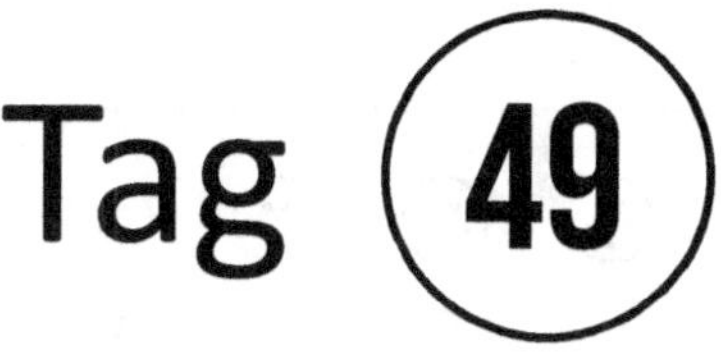

Datum: ……………………

Stimmung:

○ ○ ○ ○

Frühstück:

Mittagessen:

Abendessen:

Snacks:

Gesamtkalorien:

Gewicht

Schlafdauer

Wasser

Sportliche Aktivitäten:

Zusätzliche Notizen:

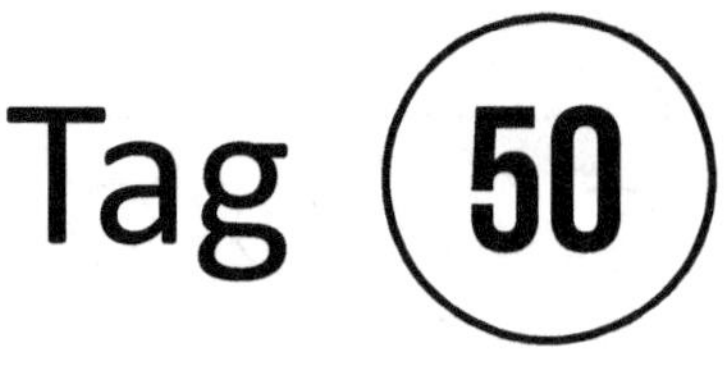

Datum: ....

Stimmung:

○ ○ ○ ○

Frühstück: ....

Mittagessen: ....

Abendessen: ....

Snacks: ....

Gesamtkalorien: ....

Gewicht ....

Schlafdauer ....

Wasser ....

Sportliche Aktivitäten:

....

Zusätzliche Notizen:

....

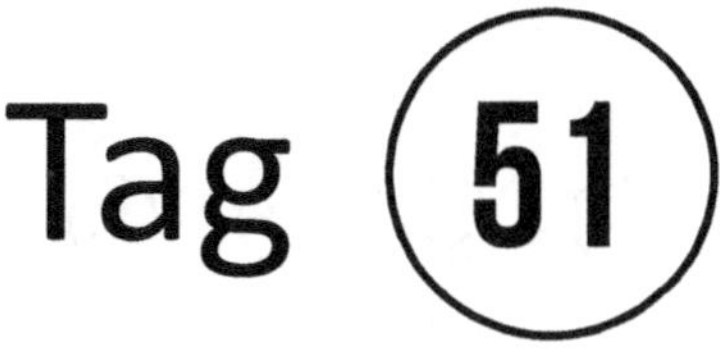

Datum: ....

Stimmung:

Frühstück:

Mittagessen:

Abendessen:

Snacks:

Gesamtkalorien:

Gewicht

Schlafdauer

Wasser

Sportliche Aktivitäten:

Zusätzliche Notizen:

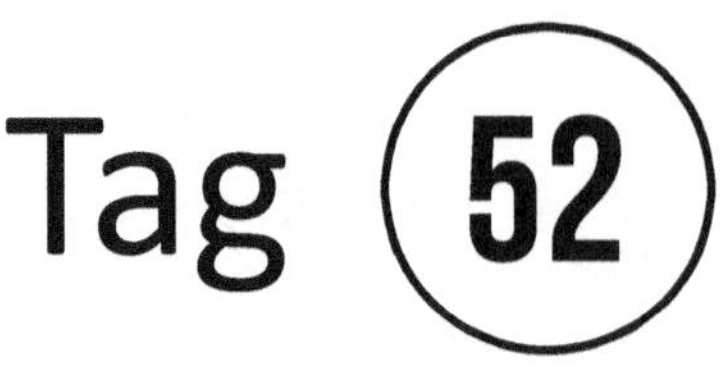

Datum: ....

Stimmung:

○ ○ ○ ○

Frühstück: | **Mittagessen:** | **Abendessen:**

Snacks:

Gesamtkalorien: Gewicht Schlafdauer Wasser

Sportliche Aktivitäten:

Zusätzliche Notizen:

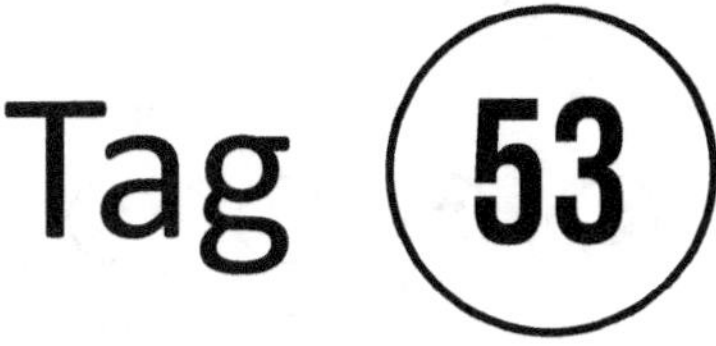

Datum: ....

Stimmung:    

○ ○ ○ ○

Frühstück:

Mittagessen:

Abendessen:

Snacks:

Gesamtkalorien: **Gewicht** **Schlafdauer** **Wasser**

Sportliche Aktivitäten:

Zusätzliche Notizen:

Tag 54

Datum:

Stimmung:    

Frühstück:

Mittagessen:

Abendessen:

Snacks:

Gesamtkalorien: **Gewicht** **Schlafdauer** **Wasser**

Sportliche Aktivitäten:

Zusätzliche Notizen:

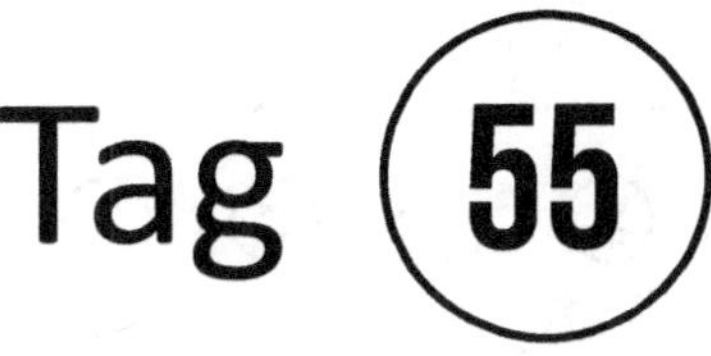

Datum: ....

Stimmung:    

Frühstück: ....

Mittagessen: ....

Abendessen: ....

Snacks: ....

Gesamtkalorien: ....

Gewicht ....

Schlafdauer ....

Wasser ....

Sportliche Aktivitäten:

....

Zusätzliche Notizen:

....

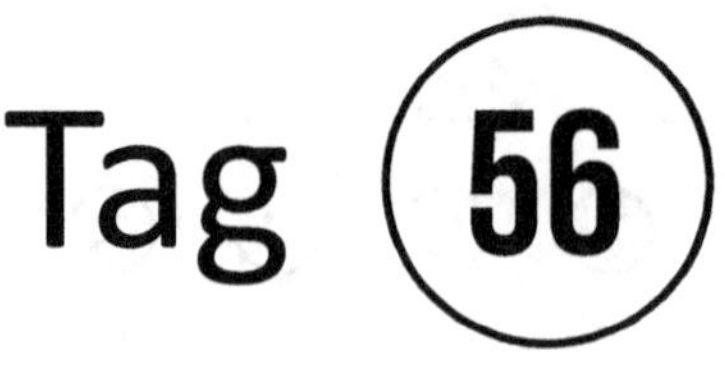

Datum: ....

Stimmung:    

Frühstück: **Mittagessen:** **Abendessen:**

Snacks:

Gesamtkalorien: **Gewicht** **Schlafdauer** **Wasser**

Sportliche Aktivitäten:

Zusätzliche Notizen:

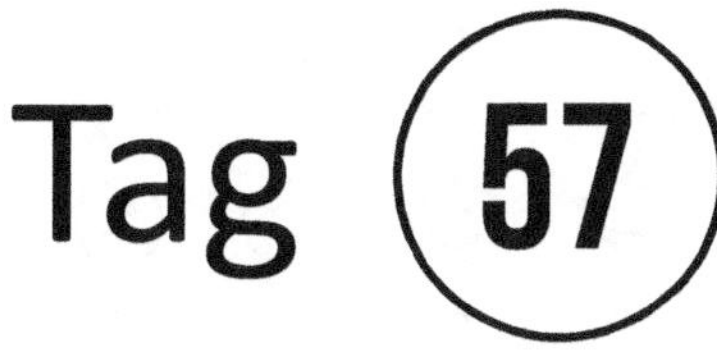

Datum: ....

Stimmung:

○ ○ ○ ○

Frühstück:

Mittagessen:

Abendessen:

Snacks:

Gesamtkalorien:

Gewicht

Schlafdauer

Wasser

Sportliche Aktivitäten:

Zusätzliche Notizen:

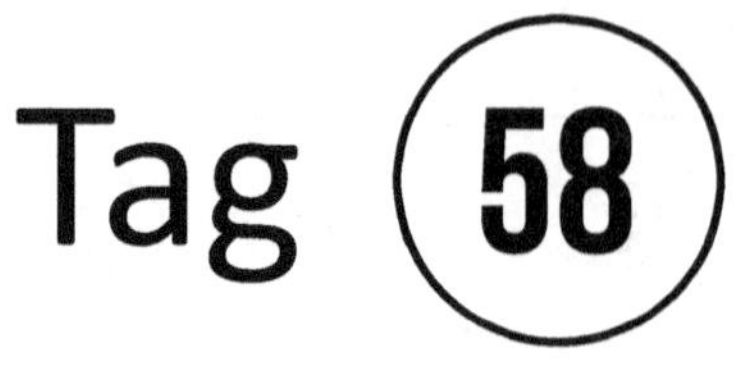

Datum: ....

Stimmung:

○ ○ ○ ○

Frühstück: **Mittagessen:** **Abendessen:**

Snacks:

Gesamtkalorien: **Gewicht** **Schlafdauer** **Wasser**

Sportliche Aktivitäten:

Zusätzliche Notizen:

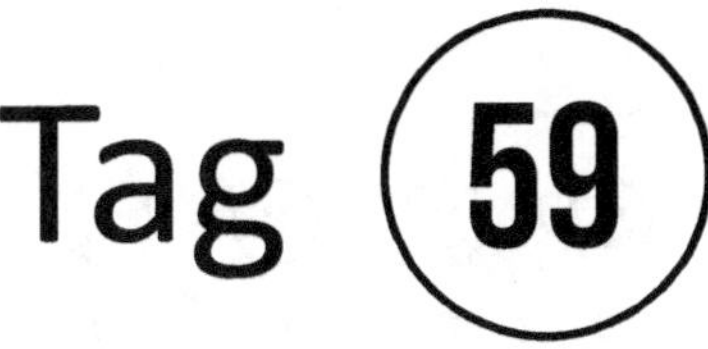

Datum: ....

Stimmung:

○ ○ ○ ○

Frühstück: **Mittagessen:** **Abendessen:**

Snacks:

Gesamtkalorien: Gewicht Schlafdauer Wasser

Sportliche Aktivitäten:

Zusätzliche Notizen:

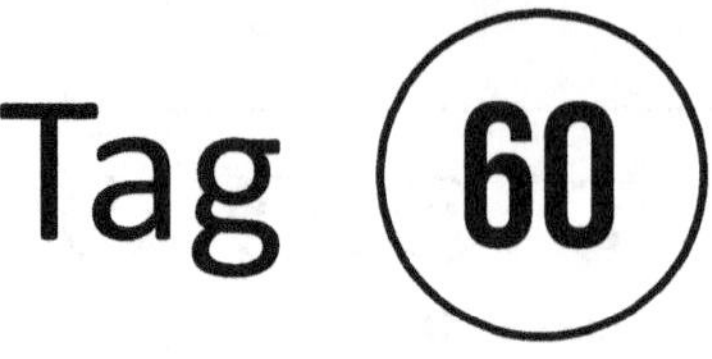

Datum: ....

Stimmung:

 ○  ○  ○  ○

Frühstück:

Mittagessen:

Abendessen:

Snacks:

Gesamtkalorien:

Gewicht

Schlafdauer

Wasser

Sportliche Aktivitäten:

Zusätzliche Notizen:

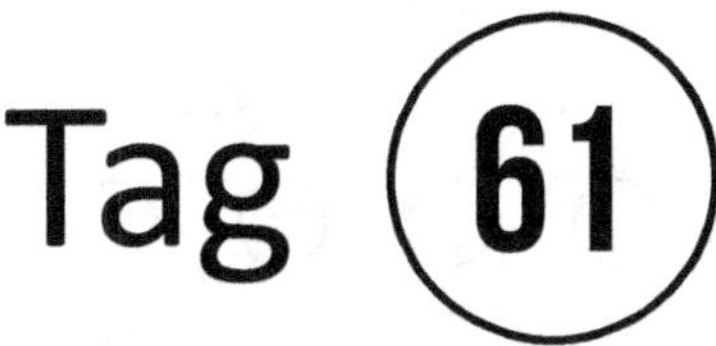

Datum: ....

Stimmung:     

Frühstück:

....

....

....

....

....

Snacks:

....

....

....

....

....

Mittagessen:

....

....

....

....

....

....

....

....

....

....

....

Abendessen:

....

....

....

....

....

....

....

....

....

....

....

Gesamtkalorien: ....

Gewicht ....

Schlafdauer ....

Wasser ....

Sportliche Aktivitäten:

....

....

....

....

....

....

....

Zusätzliche Notizen:

....

....

....

Tag 62

Datum: ....

Stimmung:    

○ ○ ○ ○

Frühstück:	**Mittagessen:**	**Abendessen:**
....	....	....
....	....	....
....	....	....
....	....	....
....	....	....
Snacks:	....	....
....	....	....
....	....	....
....	....	....
....	....	....
....	....	....

Gesamtkalorien:	**Gewicht**	**Schlafdauer**	**Wasser**
....	....	....	....

Sportliche Aktivitäten:

....

....

....

....

....

....

....

Zusätzliche Notizen:

....

....

....

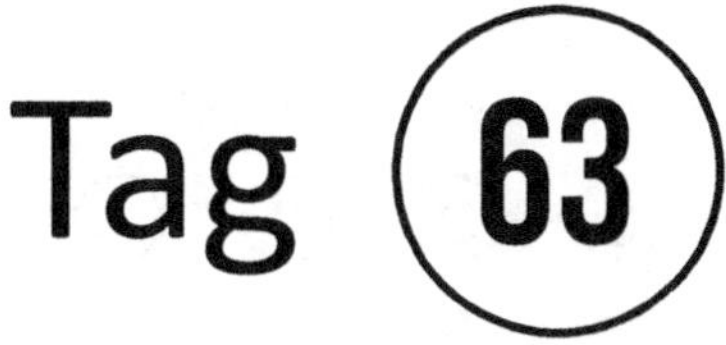

Tag 63

Datum:

Stimmung:

Frühstück:

Mittagessen:

Abendessen:

Snacks:

Gesamtkalorien:

Gewicht

Schlafdauer

Wasser

Sportliche Aktivitäten:

Zusätzliche Notizen:

Tag 64

Datum: ....

Stimmung:    

Frühstück:

Mittagessen:

Abendessen:

Snacks:

Gesamtkalorien:

Gewicht

Schlafdauer

Wasser

Sportliche Aktivitäten:

Zusätzliche Notizen:

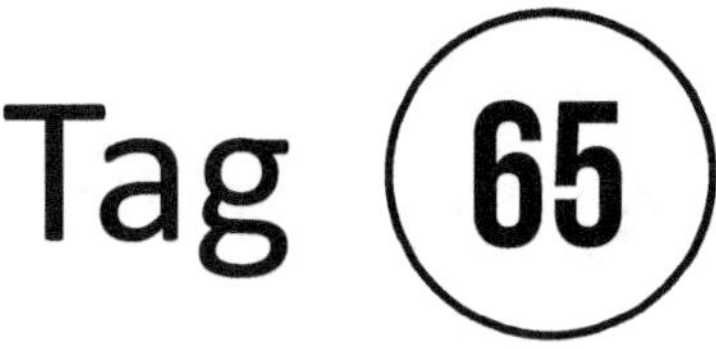

Datum: ....

Stimmung:    

○ ○ ○ ○

Frühstück:

Mittagessen:

Abendessen:

Snacks:

Gesamtkalorien:

Gewicht

Schlafdauer

Wasser

Sportliche Aktivitäten:

Zusätzliche Notizen:

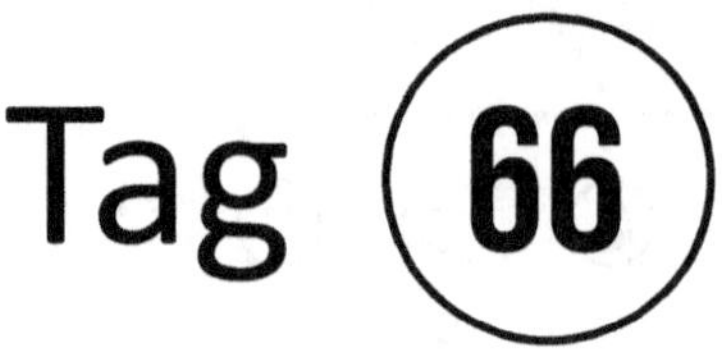

Datum:

Stimmung:

Frühstück:

Mittagessen:

Abendessen:

Snacks:

Gesamtkalorien:

Gewicht

Schlafdauer

Wasser

Sportliche Aktivitäten:

Zusätzliche Notizen:

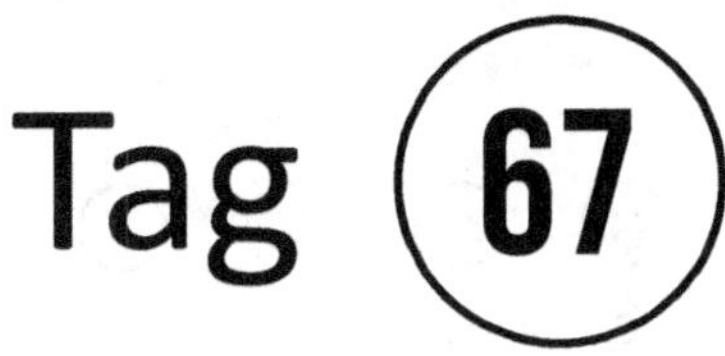

Datum: ....

Stimmung:

○ ○ ○ ○

Frühstück:

....

Snacks:

....

Mittagessen:

....

Abendessen:

....

Gesamtkalorien: .... **Gewicht** .... **Schlafdauer** .... **Wasser** ....

Sportliche Aktivitäten:

....

Zusätzliche Notizen:

....

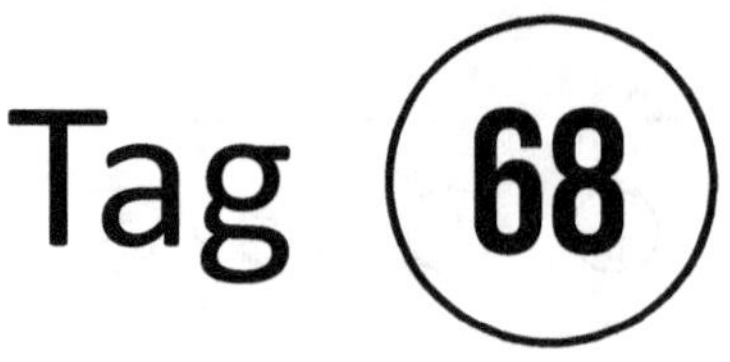

Datum: ....

Stimmung:    

Frühstück: ....

Mittagessen: ....

Abendessen: ....

Snacks: ....

Gesamtkalorien: ....

Gewicht ....

Schlafdauer ....

Wasser ....

Sportliche Aktivitäten: ....

Zusätzliche Notizen: ....

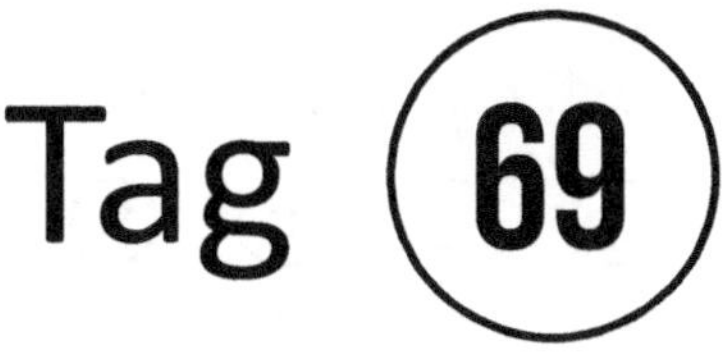

Datum: ....

Stimmung:    

○ ○ ○ ○

Frühstück:

Mittagessen:

Abendessen:

Snacks:

Gesamtkalorien: ....

Gewicht ....

Schlafdauer ....

Wasser ....

Sportliche Aktivitäten:

Zusätzliche Notizen:

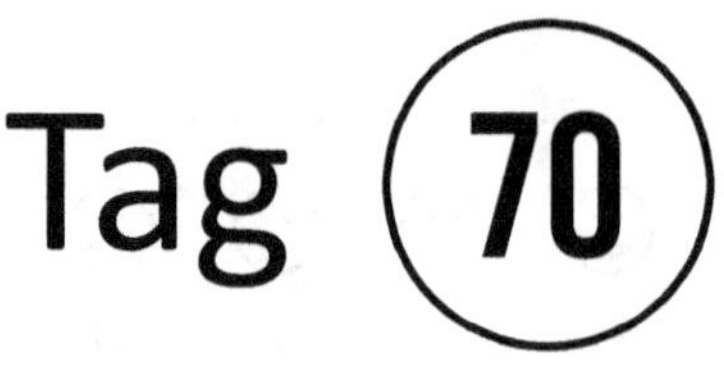

Datum: ....

Stimmung:    

Frühstück:	Mittagessen:	Abendessen:

Snacks:

Gesamtkalorien: Gewicht Schlafdauer Wasser

Sportliche Aktivitäten:

Zusätzliche Notizen:

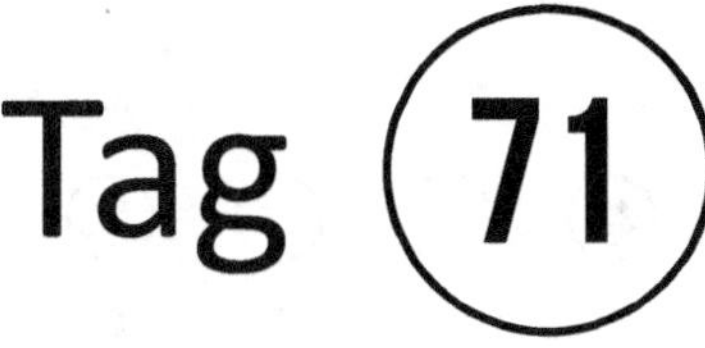

Datum: ....

Stimmung:    

Frühstück: | Mittagessen: | Abendessen:

Snacks:

Gesamtkalorien: | Gewicht | Schlafdauer | Wasser

Sportliche Aktivitäten:

Zusätzliche Notizen:

Tag 72

Datum: ....

Stimmung:    

○ ○ ○ ○

Frühstück:

....

....

....

....

....

Snacks:

....

....

....

....

....

Mittagessen:

....

....

....

....

....

....

....

....

....

....

....

Abendessen:

....

....

....

....

....

....

....

....

....

....

....

Gesamtkalorien: ....

Gewicht ....

Schlafdauer ....

Wasser ....

Sportliche Aktivitäten:

....

....

....

....

....

....

....

Zusätzliche Notizen:

....

....

....

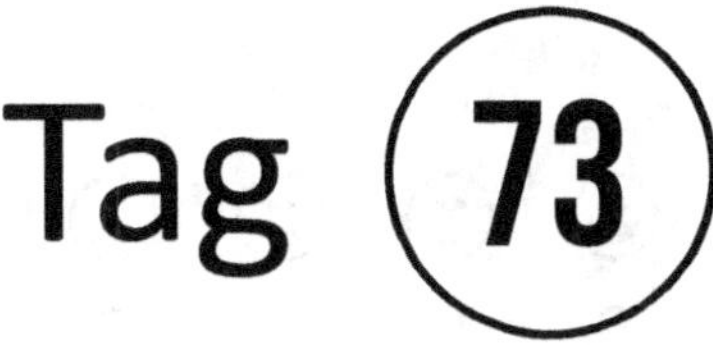

Datum:

Stimmung:    

Frühstück:

Mittagessen:

Abendessen:

Snacks:

Gesamtkalorien:

Gewicht

Schlafdauer

Wasser

Sportliche Aktivitäten:

Zusätzliche Notizen:

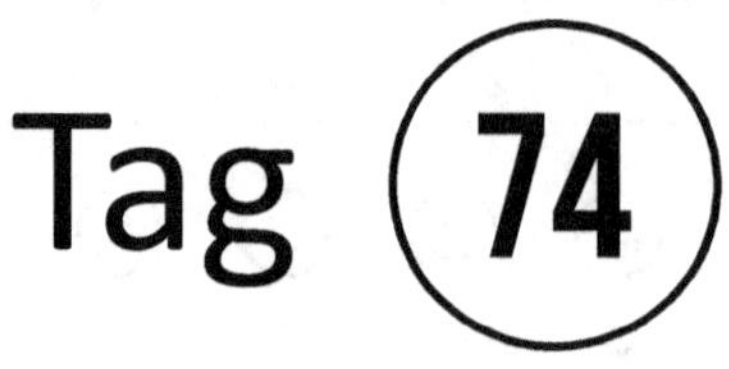

Datum: ....

Stimmung:    

Frühstück: Mittagessen: Abendessen:

Snacks:

Gesamtkalorien: Gewicht Schlafdauer Wasser

Sportliche Aktivitäten:

Zusätzliche Notizen:

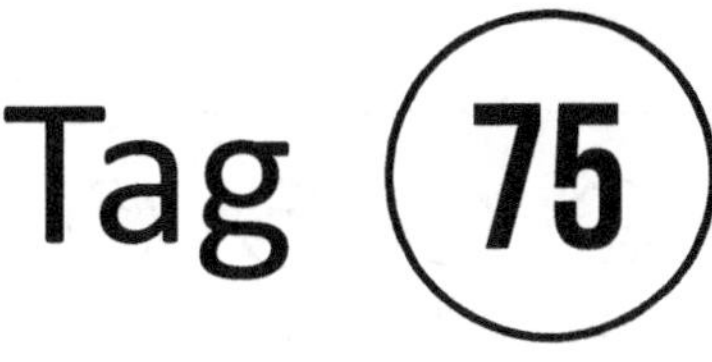

Datum: ....

Stimmung:    

○ ○ ○ ○

Frühstück: **Mittagessen:** **Abendessen:**

Snacks:

Gesamtkalorien: **Gewicht** **Schlafdauer** **Wasser**

Sportliche Aktivitäten:

Zusätzliche Notizen:

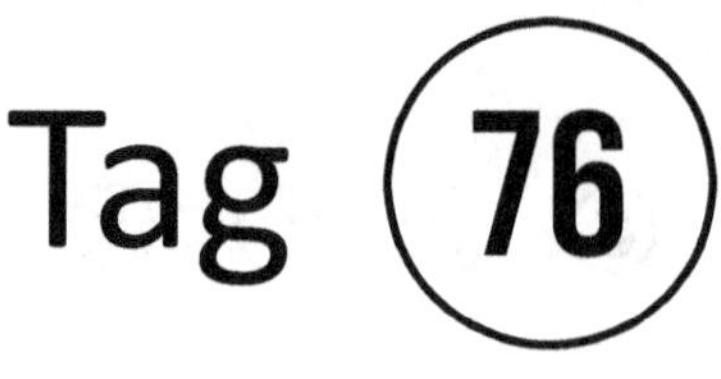

Datum: ....

Stimmung:

 ○  ○  ○  ○

Frühstück: ....

Mittagessen: ....

Abendessen: ....

Snacks: ....

Gesamtkalorien: ....

Gewicht ....

Schlafdauer ....

Wasser ....

Sportliche Aktivitäten:

....

Zusätzliche Notizen:

....

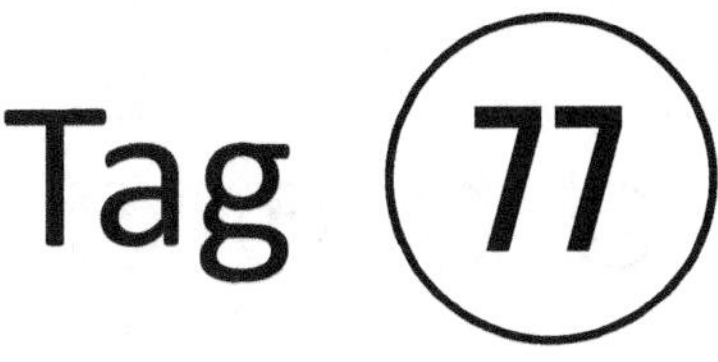

Datum: ....

Stimmung:

○ ○ ○ ○

Frühstück: **Mittagessen:** **Abendessen:**

Snacks:

Gesamtkalorien: **Gewicht** **Schlafdauer** **Wasser**

Sportliche Aktivitäten:

Zusätzliche Notizen:

Tag 78

Datum: ....

Stimmung:

 ○  ○  ○  ○

Frühstück:

....

....

....

....

....

Snacks:

....

....

....

....

....

Mittagessen:

....

....

....

....

....

....

....

....

....

....

....

Abendessen:

....

....

....

....

....

....

....

....

....

....

....

Gesamtkalorien: ....

Gewicht ....

Schlafdauer ....

Wasser ....

Sportliche Aktivitäten:

....

....

....

....

....

....

....

Zusätzliche Notizen:

....

....

....

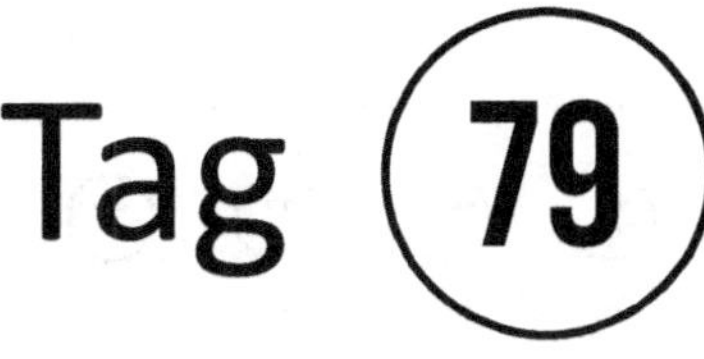

Datum: ....

Stimmung:    

○ ○ ○ ○

Frühstück: **Mittagessen:** **Abendessen:**

Snacks:

Gesamtkalorien: **Gewicht** **Schlafdauer** **Wasser**

Sportliche Aktivitäten:

Zusätzliche Notizen:

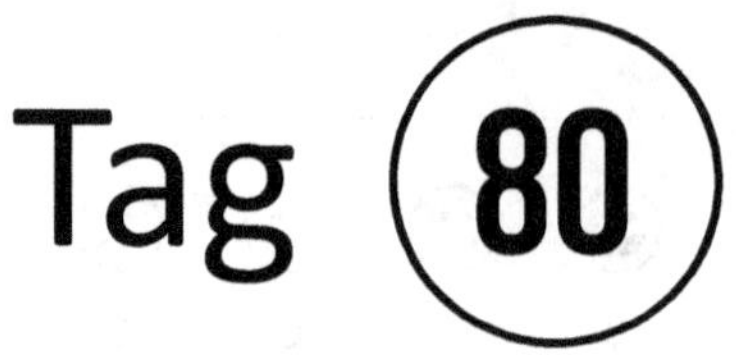

Datum: ....

Stimmung:

 ○  ○  ○  ○

Frühstück:

....
....
....
....
....

Snacks:

....
....
....
....
....

Mittagessen:

....
....
....
....
....
....
....
....
....
....
....

Abendessen:

....
....
....
....
....
....
....
....
....
....
....

Gesamtkalorien: ....

Gewicht ....

Schlafdauer ....

Wasser ....

Sportliche Aktivitäten:

....
....
....
....
....
....
....

Zusätzliche Notizen:

....
....
....

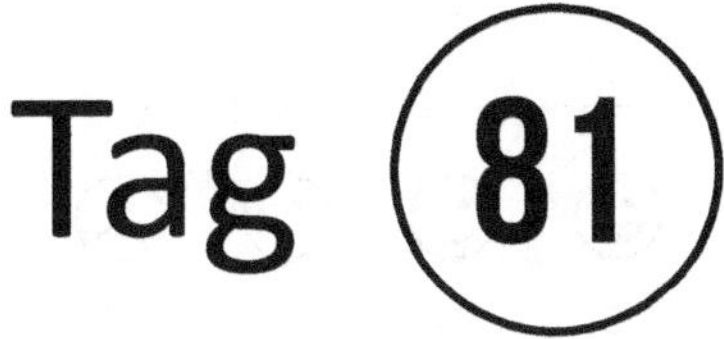

Datum: ....

Stimmung:

o o o o

Frühstück: ....

Snacks: ....

Mittagessen: ....

Abendessen: ....

Gesamtkalorien: ....

Gewicht ....

Schlafdauer ....

Wasser ....

Sportliche Aktivitäten:

....

Zusätzliche Notizen:

....

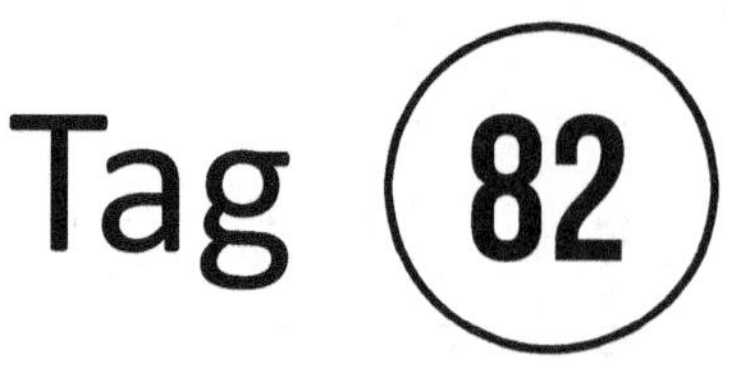

Datum: ....

Stimmung:

 ○  ○  ○  ○

Frühstück:

Mittagessen:

Abendessen:

Snacks:

Gesamtkalorien:

Gewicht

Schlafdauer

Wasser

Sportliche Aktivitäten:

Zusätzliche Notizen:

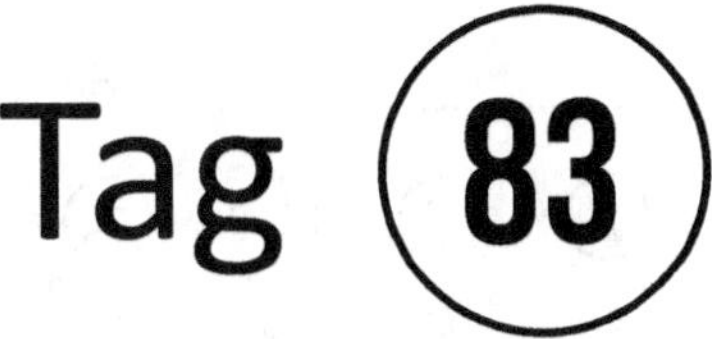

Datum: ....

Stimmung:

 ○  ○  ○  ○

Frühstück:

....

....

....

....

....

Snacks:

....

....

....

....

....

Mittagessen:

....

....

....

....

....

....

....

....

....

....

....

Abendessen:

....

....

....

....

....

....

....

....

....

....

....

Gesamtkalorien: ....

Gewicht ....

Schlafdauer ....

Wasser ....

Sportliche Aktivitäten:

....

....

....

....

....

....

....

Zusätzliche Notizen:

....

....

....

Tag 84

Datum: ....

Stimmung:

 ○  ○  ○  ○

Frühstück:

....

....

....

....

....

Snacks:

....

....

....

....

....

Mittagessen:

....

....

....

....

....

....

....

....

....

....

....

Abendessen:

....

....

....

....

....

....

....

....

....

....

....

Gesamtkalorien: ....

Gewicht ....

Schlafdauer ....

Wasser ....

Sportliche Aktivitäten:

....

....

....

....

....

....

....

Zusätzliche Notizen:

....

....

....

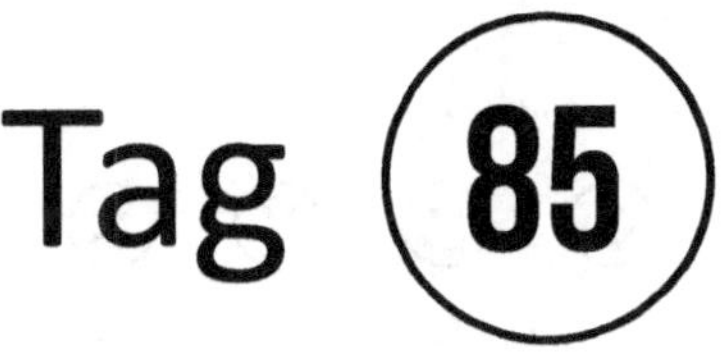

Datum: ....

Stimmung:

○ ○ ○ ○

Frühstück:

....

....

....

....

....

Snacks:

....

....

....

....

....

Mittagessen:

....

....

....

....

....

....

....

....

....

....

....

Abendessen:

....

....

....

....

....

....

....

....

....

....

....

Gesamtkalorien: .... **Gewicht** .... **Schlafdauer** .... **Wasser** ....

Sportliche Aktivitäten:

....

....

....

....

....

....

....

Zusätzliche Notizen:

....

....

....

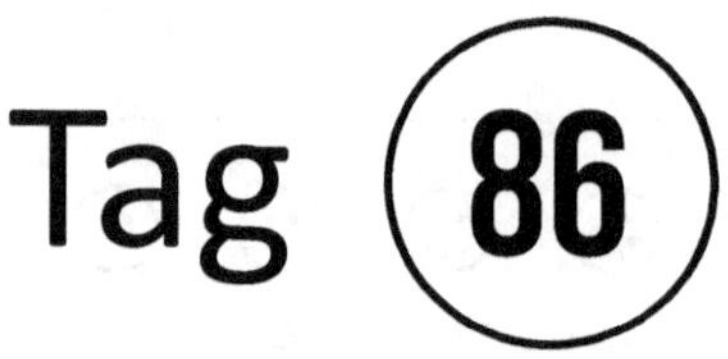

Datum: ....

Stimmung:    

Frühstück:

Mittagessen:

Abendessen:

Snacks:

Gesamtkalorien:

Gewicht

Schlafdauer

Wasser

Sportliche Aktivitäten:

Zusätzliche Notizen:

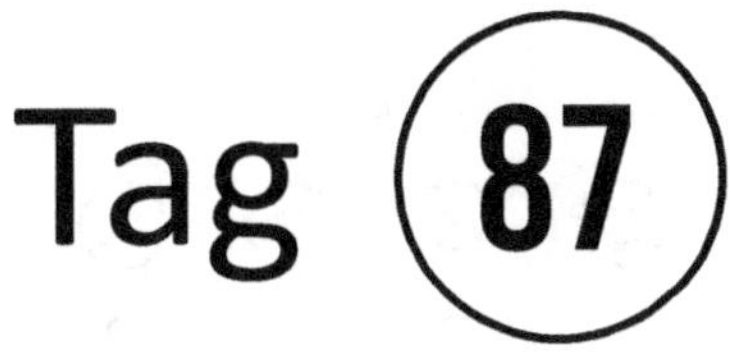

Datum: ....

Stimmung:

○ ○ ○ ○

Frühstück:

....

....

....

....

....

Snacks:

....

....

....

....

....

Mittagessen:

....

....

....

....

....

....

....

....

....

....

....

Abendessen:

....

....

....

....

....

....

....

....

....

....

....

Gesamtkalorien: ....

Gewicht ....

Schlafdauer ....

Wasser ....

Sportliche Aktivitäten:

....

....

....

....

....

....

....

Zusätzliche Notizen:

....

....

....

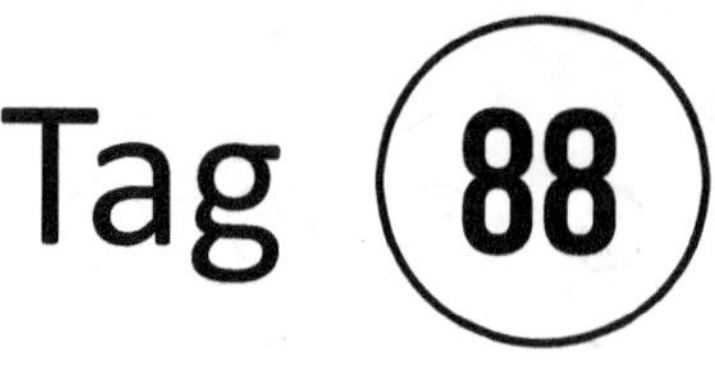

Datum: ....

Stimmung:    

○ ○ ○ ○

Frühstück: **Mittagessen:** **Abendessen:**

Snacks:

Gesamtkalorien: **Gewicht** **Schlafdauer** **Wasser**

Sportliche Aktivitäten:

Zusätzliche Notizen:

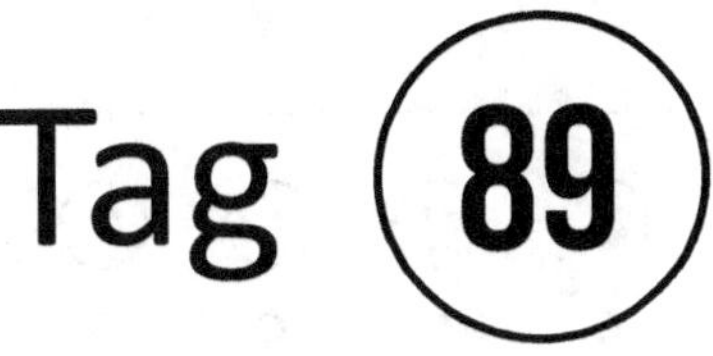

Datum: ....

Stimmung:    

○ ○ ○ ○

Frühstück:

....

Mittagessen:

....

Abendessen:

....

Snacks:

....

Gesamtkalorien: ....

Gewicht ....

Schlafdauer ....

Wasser ....

Sportliche Aktivitäten:

....

Zusätzliche Notizen:

....

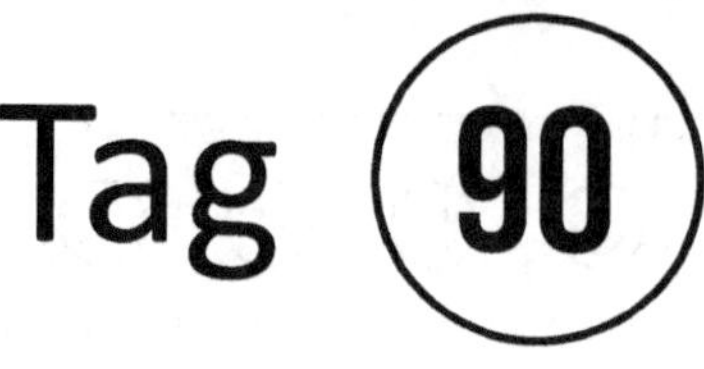

Datum: ....

Stimmung:    

○ ○ ○ ○

Frühstück: **Mittagessen:** **Abendessen:**

Snacks:

Gesamtkalorien: **Gewicht** **Schlafdauer** **Wasser**

Sportliche Aktivitäten:

Zusätzliche Notizen: